Cynnwys

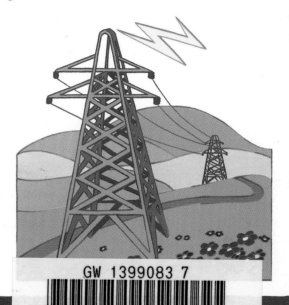

Cadw'n ddiogel

Gall trydan fod yn beryglus.

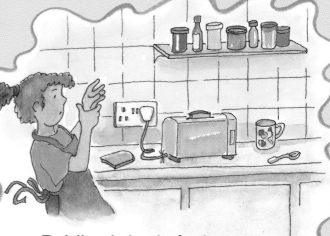

Peidiwch byth â chwarae â gwifrau fel hyn.

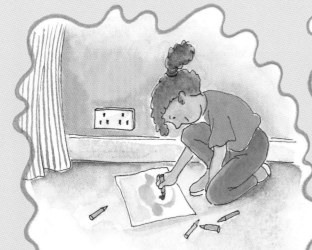

Peidiwch â gwthio dim heblaw plwg i soced fel hyn.

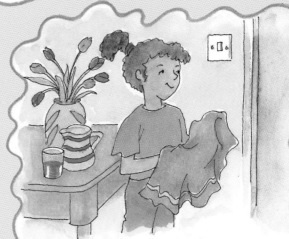

Peidiwch â chyffwrdd â phlwg neu swits gyda dwylo gwlyb.

Peidiwch â gadael gwifrau lle gall pobl faglu trostynt.

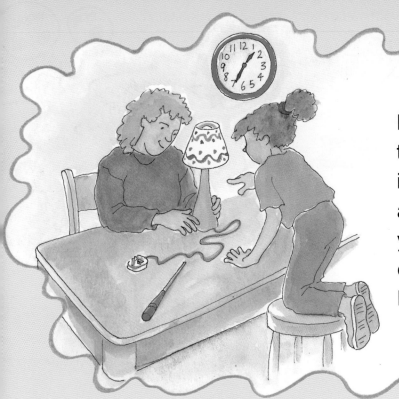

Peidiwch â cheisio trwsio pethau sy'n plygio i soced drydan. Os oes angen trwsio rhywbeth yn eich cartref, dim ond oedolyn ddylai wneud hynny.

Guto druan

Glywsoch chi am Guto druan,
Cyffwrdd wnaeth â gwifren drydan.
Cafodd sioc nes roedd yn fflamio,
Cafodd Guto'i drydaneiddio!

Selwyn Griffith

Allwch chi ganfod rhai o'r peryglon ar y dudalen nesaf?

3

Y Llygoden Gall

Mae'r llygoden yn gweld y peryglon ym mhob llun. Pa beryglon welwch chi?

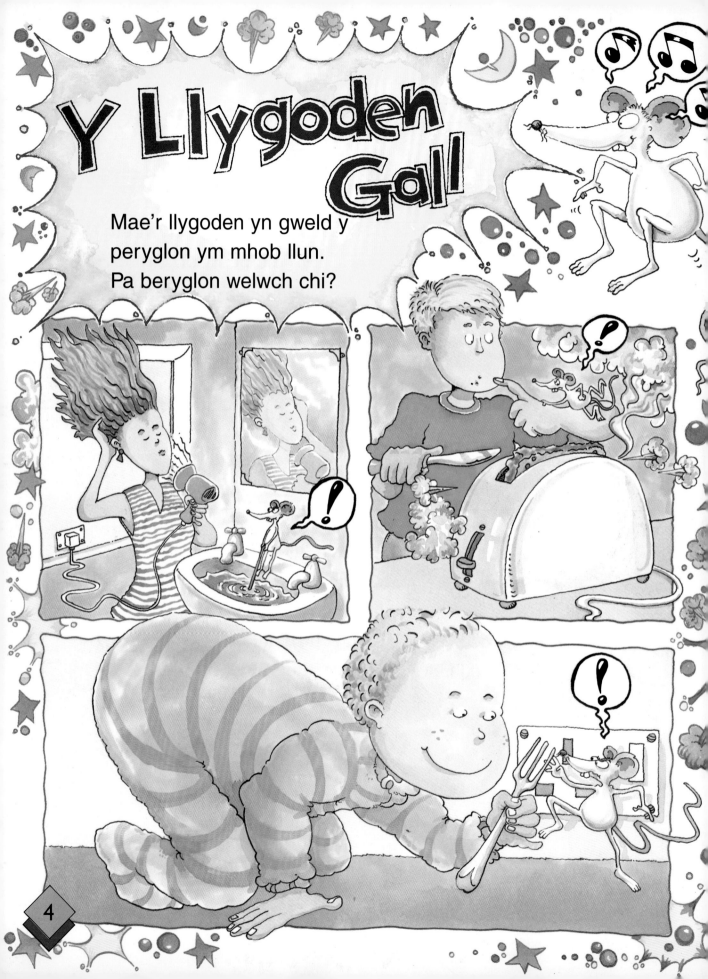

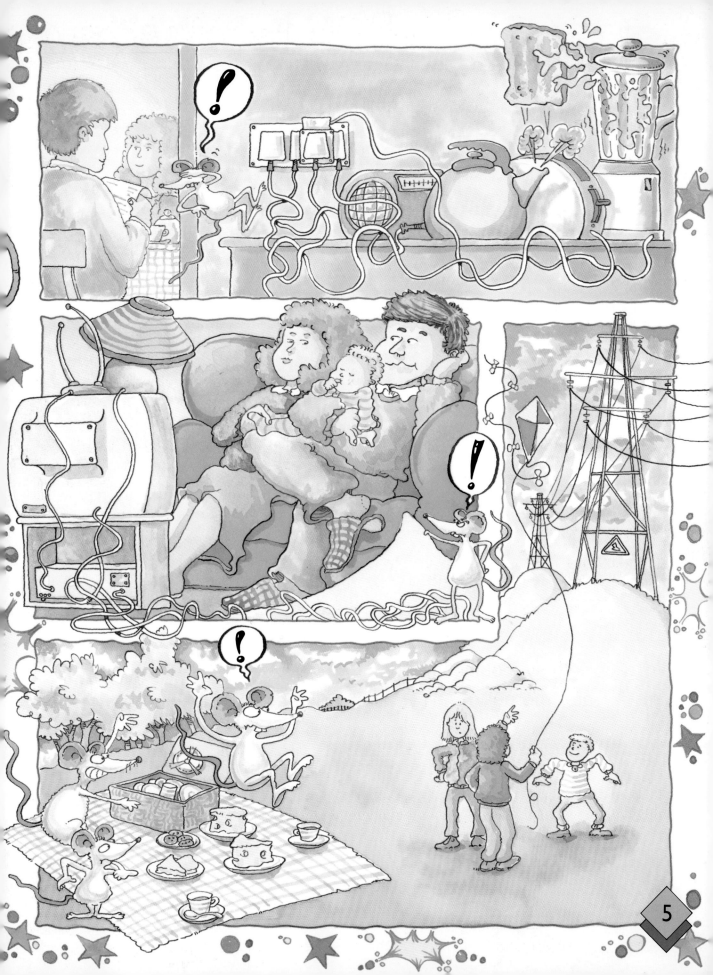

Magnetau

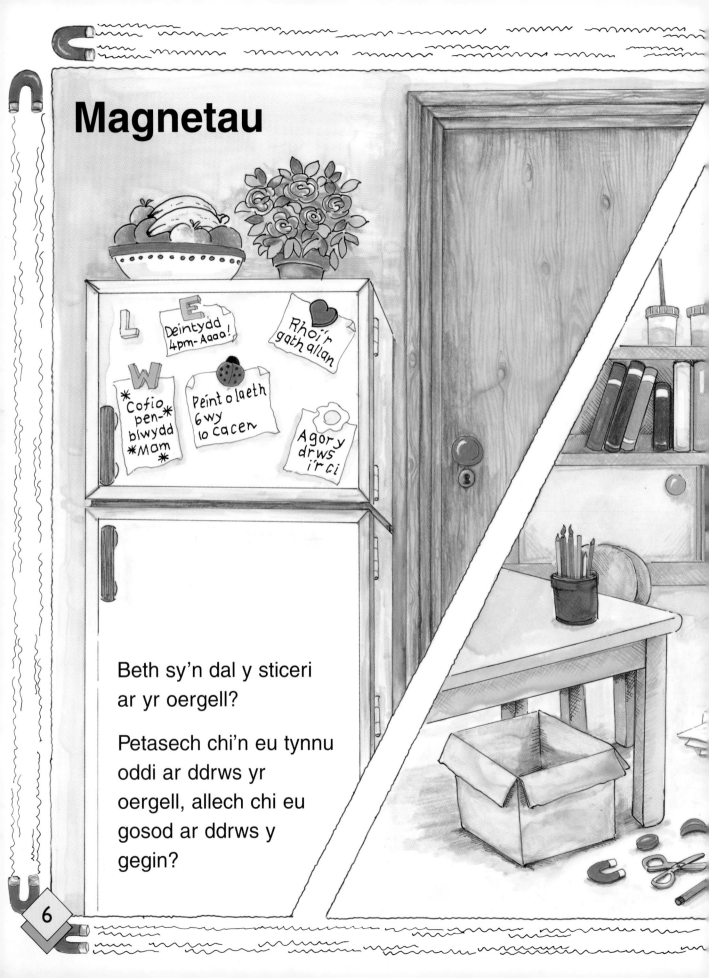

Beth sy'n dal y sticeri ar yr oergell?

Petasech chi'n eu tynnu oddi ar ddrws yr oergell, allech chi eu gosod ar ddrws y gegin?

Roedd Dafydd a Shameen yn helpu i dacluso'r stafell ddosbarth. Roedd y plant yn eu dosbarth wedi gollwng cymaint o bethau ar lawr.

Pa bethau roedd yn bosibl eu codi â magnet?

Beth am ddefnyddio magnet i godi'r pethau oddi ar lawr?

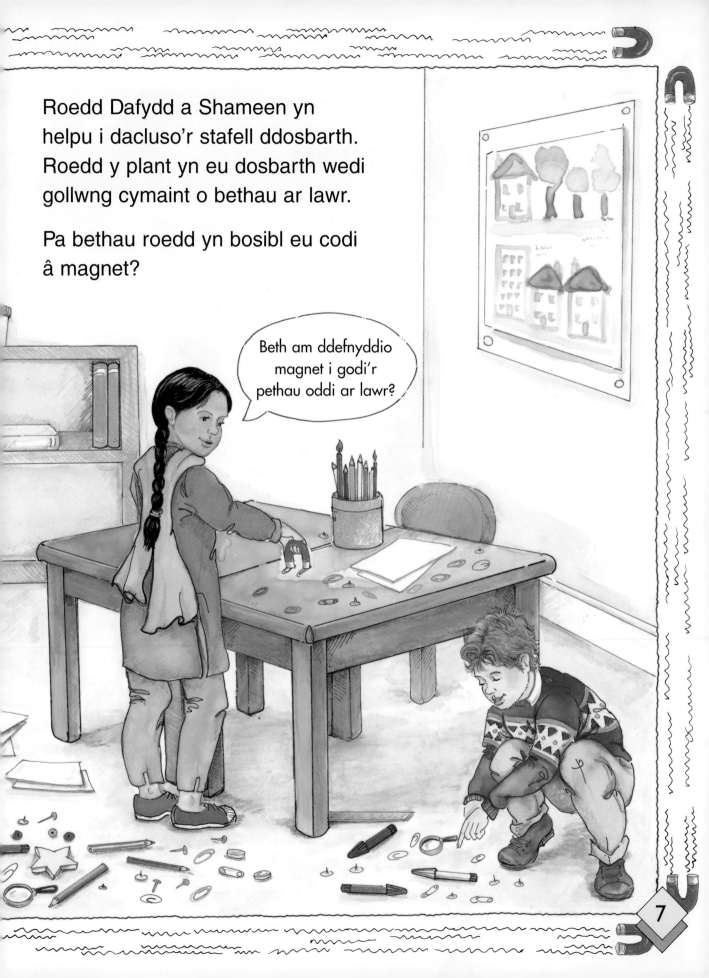

Pethau sy'n defnyddio batrïau

Pa rai o'r rhain sy'n defnyddio batri?

Beth fydd yn digwydd wrth i'r batrïau ddod i ben?

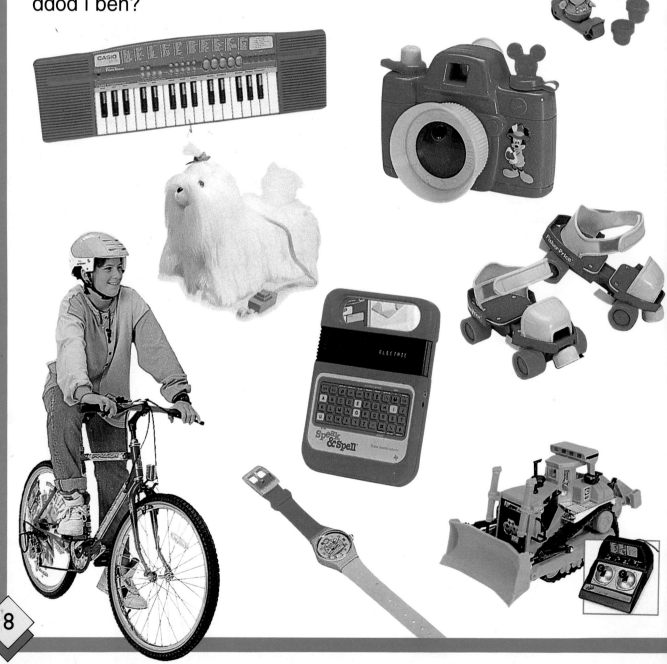

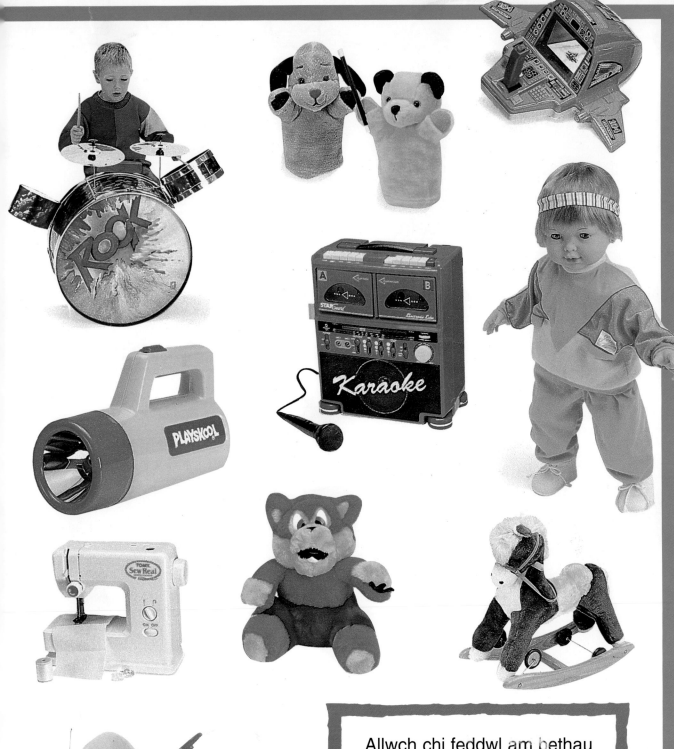

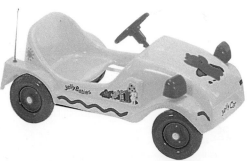

Allwch chi feddwl am bethau
eraill yn eich cartref sy'n
defnyddio batrïau?

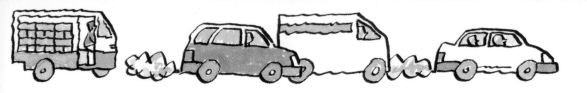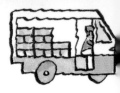

Cerbyd llaeth

Dydi cerbyd llaeth ddim yn swnio fel ceir a faniau eraill. Does ganddo ddim pibell nwyon yn y cefn.

Trydan sy'n gyrru cerbyd llaeth. Mae'r trydan yn dod o fatri mawr iawn.

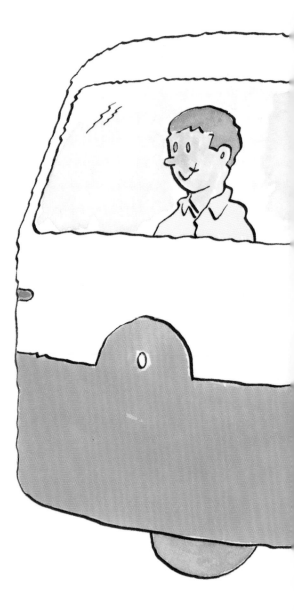

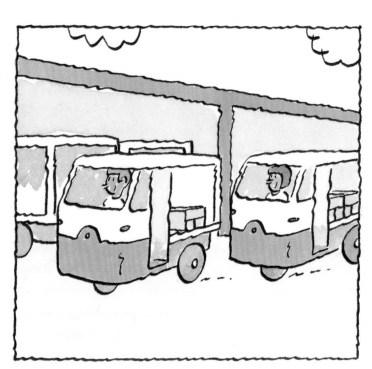

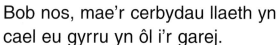

Bob nos, mae'r cerbydau llaeth yn cael eu gyrru yn ôl i'r garej.

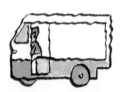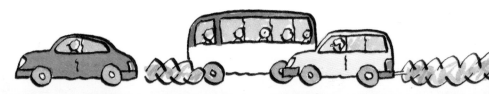

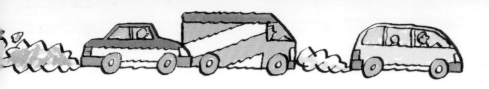
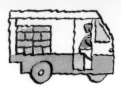

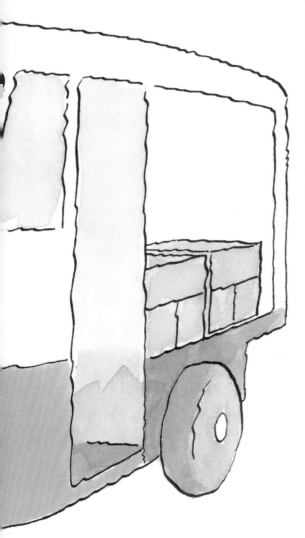

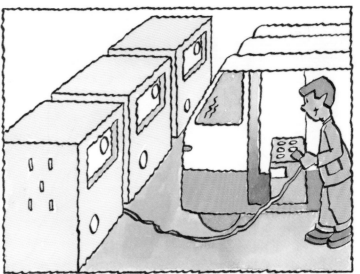

Mae'n rhaid ailwefru pob batri er mwyn cael digon o drydan ar gyfer y diwrnod wedyn.

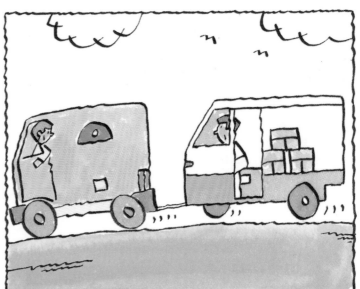

Bu'n rhaid tynnu'r cerbyd llaeth hwn yn ôl i'r garej am nad oedd digon o drydan ar ôl yn y batri.

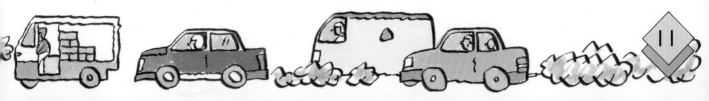

Trydan yn y cartref

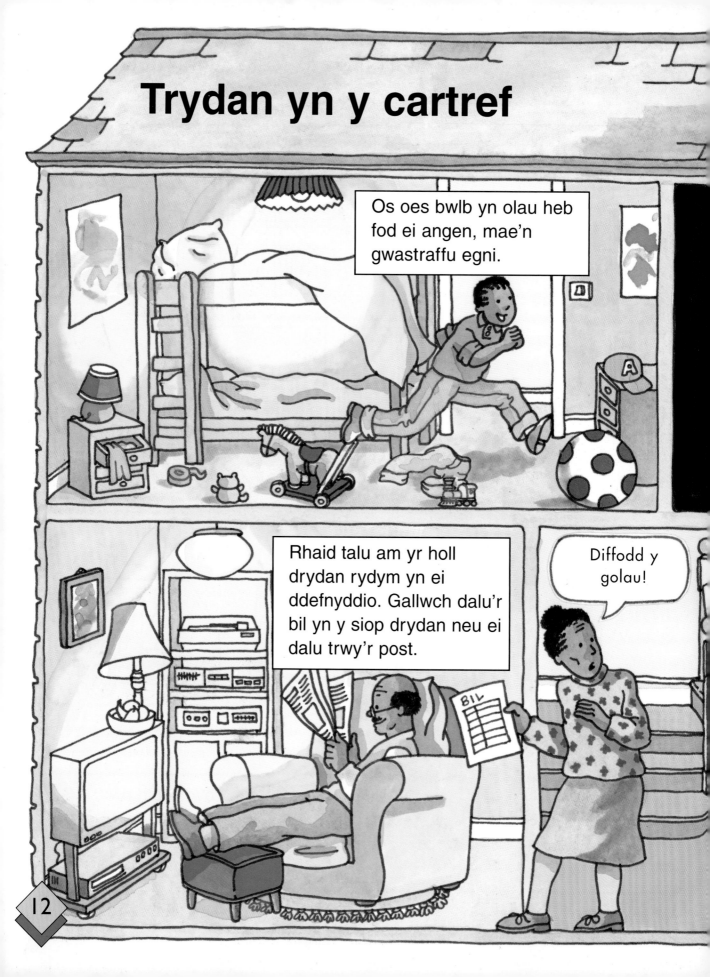

Os oes bwlb yn olau heb fod ei angen, mae'n gwastraffu egni.

Rhaid talu am yr holl drydan rydym yn ei ddefnyddio. Gallwch dalu'r bil yn y siop drydan neu ei dalu trwy'r post.

Diffodd y golau!

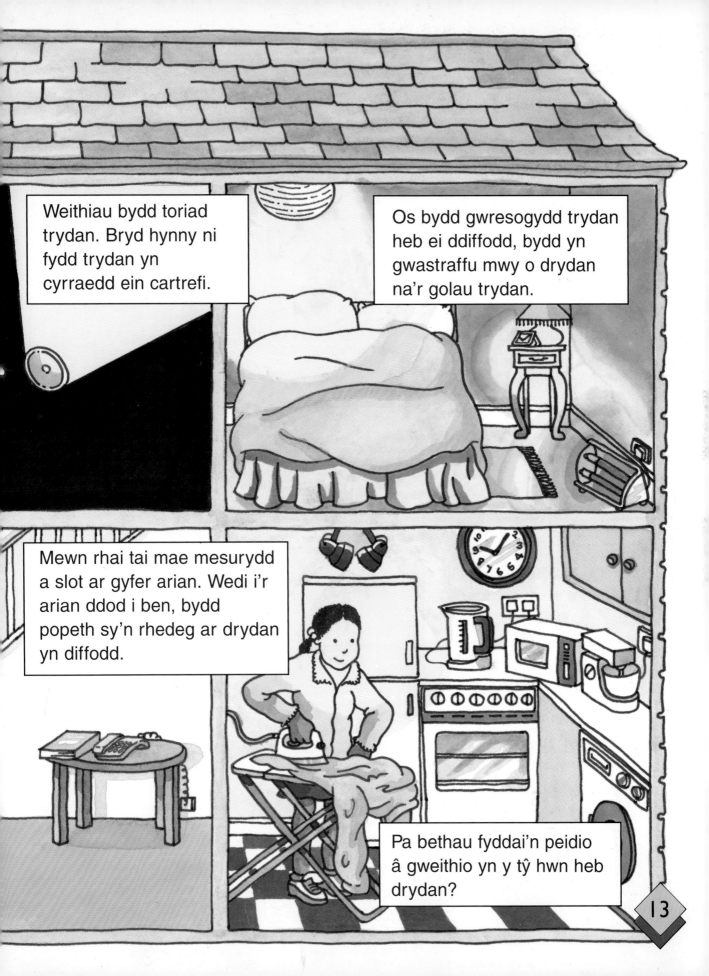

Weithiau bydd toriad trydan. Bryd hynny ni fydd trydan yn cyrraedd ein cartrefi.

Os bydd gwresogydd trydan heb ei ddiffodd, bydd yn gwastraffu mwy o drydan na'r golau trydan.

Mewn rhai tai mae mesurydd a slot ar gyfer arian. Wedi i'r arian ddod i ben, bydd popeth sy'n rhedeg ar drydan yn diffodd.

Pa bethau fyddai'n peidio â gweithio yn y tŷ hwn heb drydan?

13

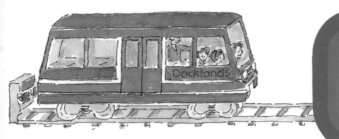

Mae Rheilffordd y Dociau yn Llundain yn gweithio trwy ddefnyddio trydan. Gan amlaf, mae'r trên yn rhedeg ar gledrau yn uchel uwchben y ddaear. Y peth rhyfeddaf am y trên hwn yw nad oes gyrrwr o gwbl. Felly, os ydych chi'n lwcus, cewch eistedd yn y pen blaen a chael golygfa werth chweil.

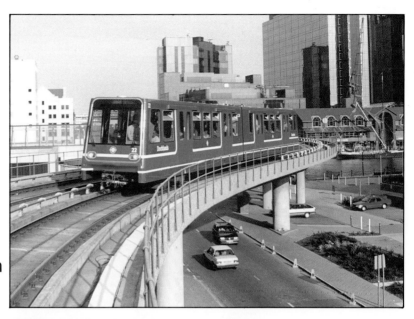

Mae 'Capten Trên' ar bob trên. Y 'Capten' sy'n gyfrifol am gau'r drysau wedi i'r teithwyr orffen mynd i mewn neu allan o'r trên.

Mae'r trenau'n mynd nôl a blaen ar hyd y trac, nid rownd a rownd trac crwn.

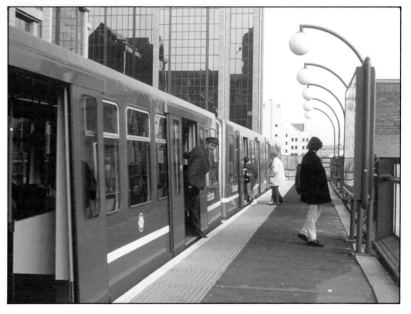

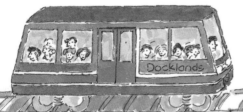

Mae rheilffyrdd yn beryglus. Peidiwch â chwarae arnynt.

14

y Dociau

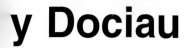

Mae'r bobl yn y stafell reoli hefyd yn gwneud yn siŵr ei bod yn ddiogel i'r trên symud. Os gwelant rywbeth peryglus gallant wneud cyhoeddiad dros uchelseinydd.

Os nad oes gyrrwr, sut mae'r trên yn stopio yn y gorsafoedd, tybed?

O ble y daw trydan?

Mae trydan yn dod o orsafoedd pŵer.

Mae'r orsaf bŵer hon yn llosgi glo. Mae angen llawer o lo i wneud trydan. Mae'r mwg o'r glo yn mynd i'r aer a'i lygru.

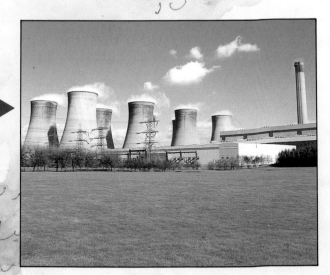

gorsaf bŵer

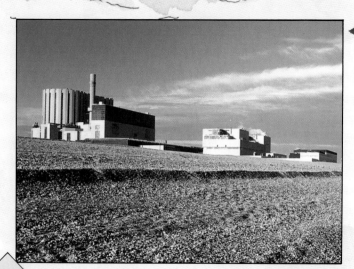

Dyma orsaf pŵer niwclear. Gall pŵer niwclear fod yn beryglus. Rhaid i'r bobl sy'n gweithio yn yr orsaf bŵer wneud yn siŵr bod yr holl beiriannau'n ddiogel ac yn gweithio'n iawn.

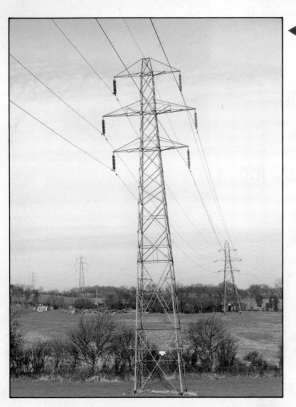

Mae'r trydan o'r orsaf bŵer yn mynd ar hyd ceblau. Mae rhai o'r ceblau dan y ddaear. Mae rhai ohonyn nhw uwchben y ddaear ar beilonau.

Mae'r trydan yn y ceblau'n beryglus iawn a gall ladd unrhyw un sy'n cyffwrdd â'r cebl. Bob blwyddyn, bydd plant yn marw am eu bod yn ceisio dringo peilonau.

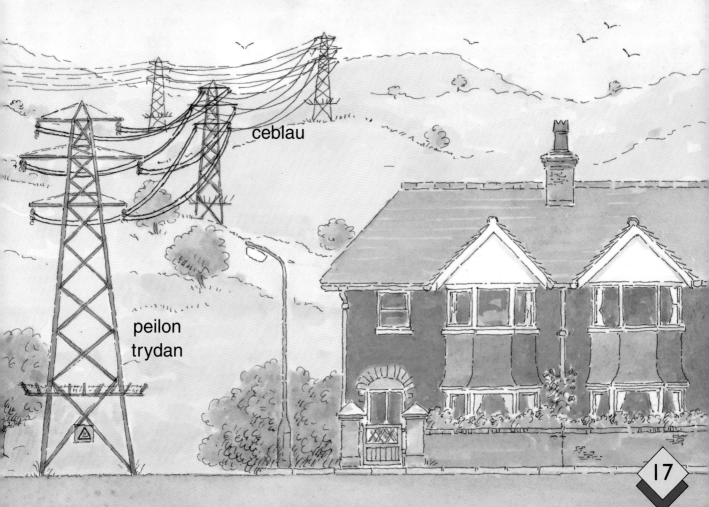

ceblau

peilon trydan

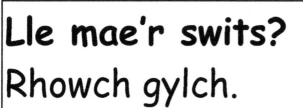

Lle mae'r swits?
Rhowch gylch.
Faint?

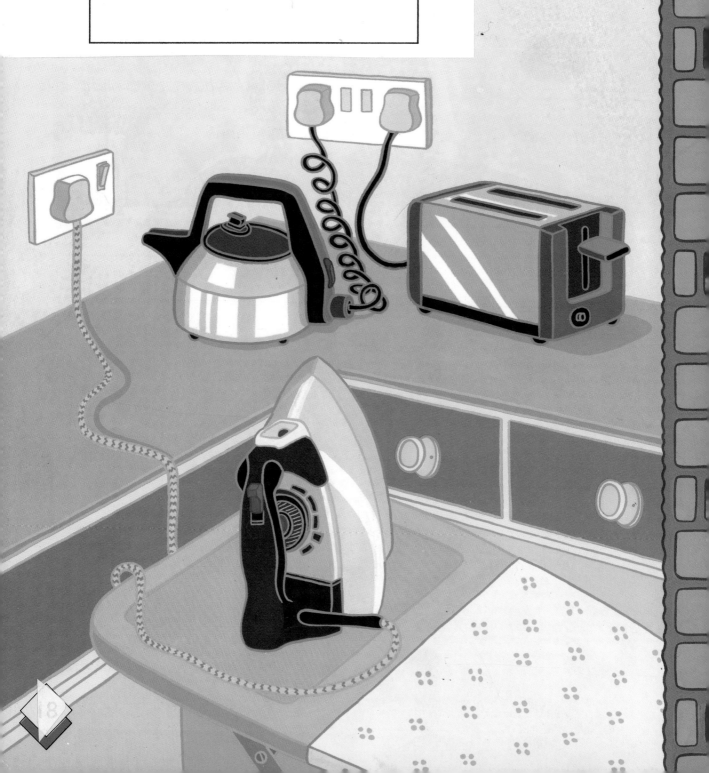

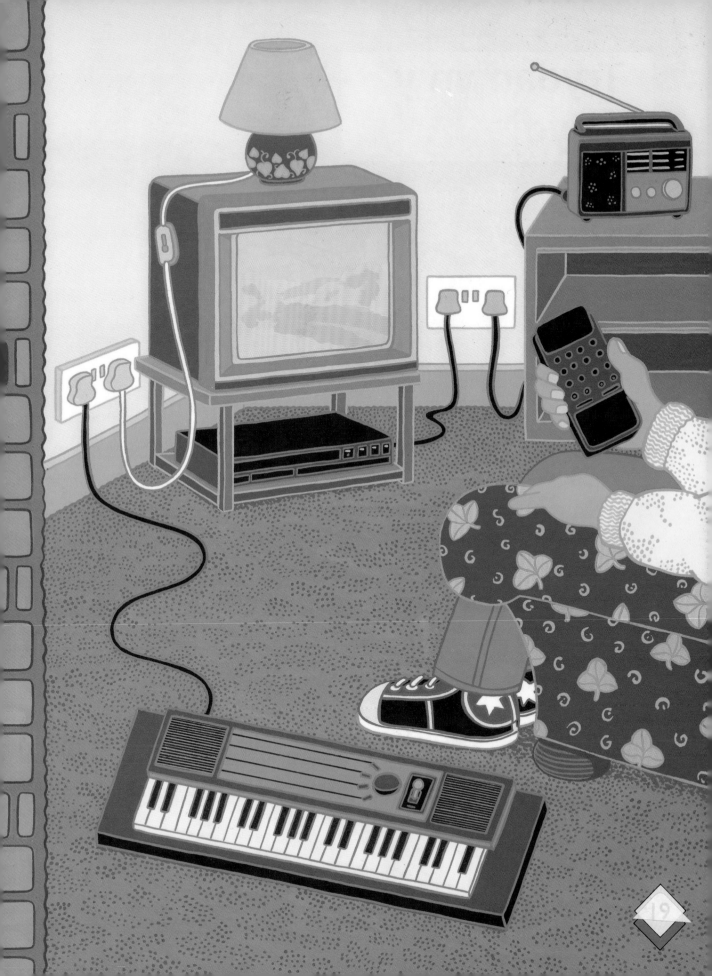

Trydan yn y stryd

Pa bethau ar y stryd hon sy'n defnyddio trydan?

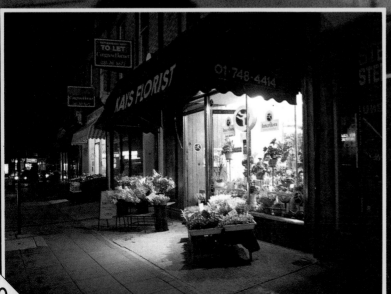

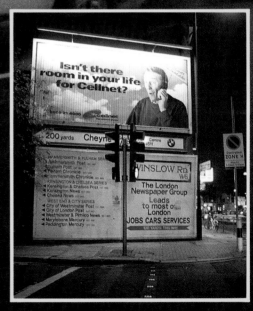

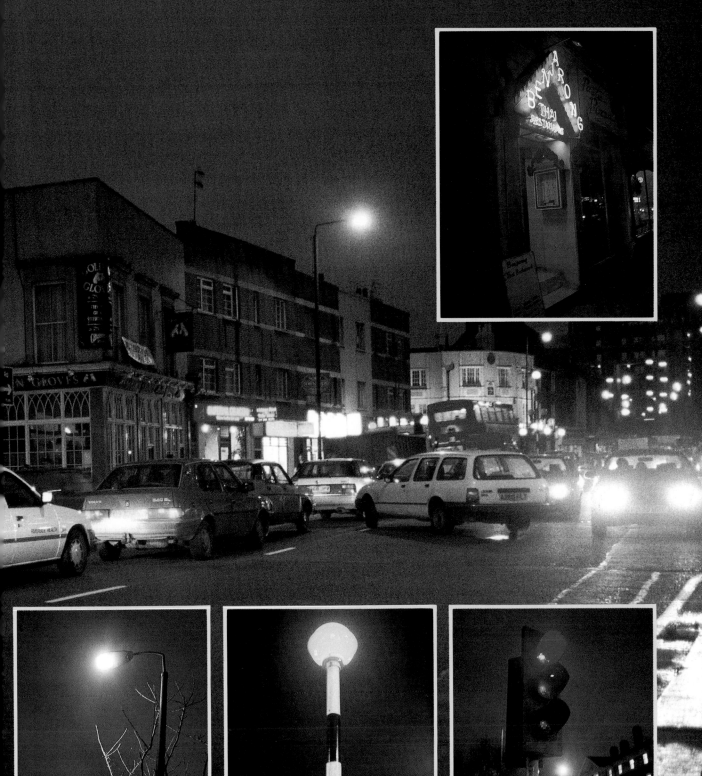

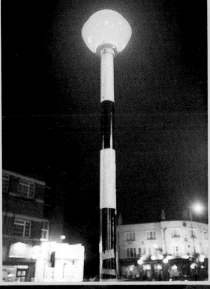

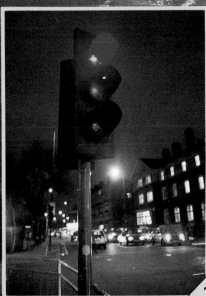

Can mlynedd yn ôl

Sut fywyd oedd gan bobl ers talwm, tybed?

Can mlynedd yn ôl, mae'n bosibl y byddai rhai o'r rhain yn eich cartref. Bryd hynny, ychydig iawn o dai oedd â thrydan.

Allwch chi gyfateb y pethau hen ffasiwn â'r pethau'n defnyddio trydan sydd gennym ni erbyn hyn?

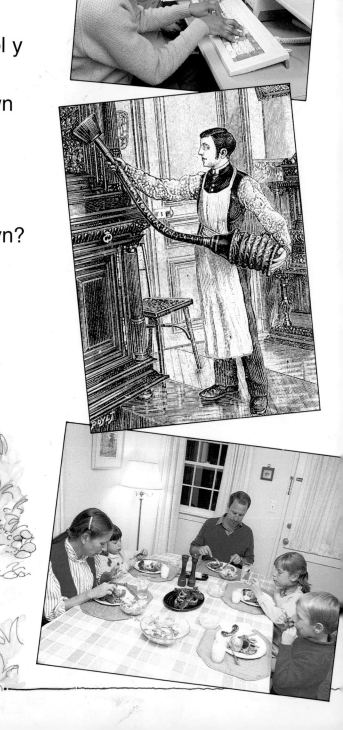

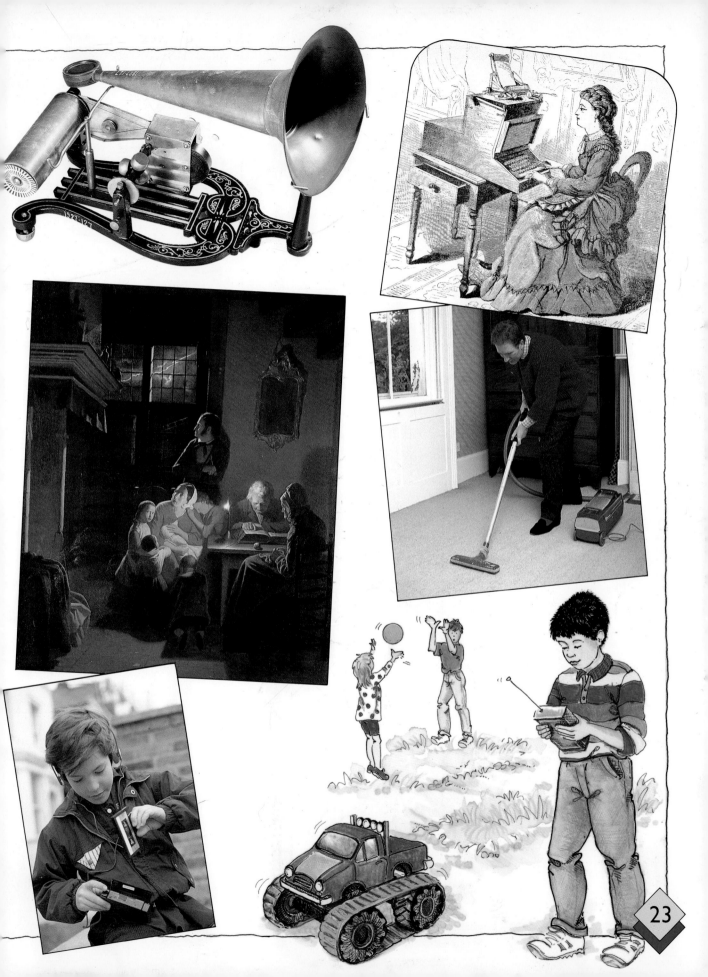

Mynegai

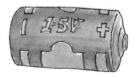
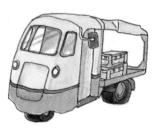
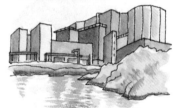
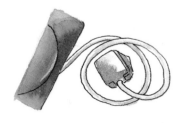
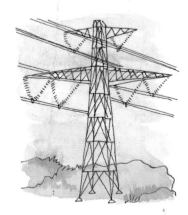
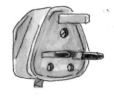
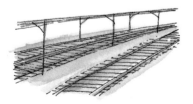
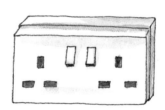

the

a~z

of

baby massage

Clare Mundy

db

Dinedor Books

First published in Great Britain in 2004 by

Dinedor Books
PO Box 45336, London SE 14 5YU

A catalogue record of this book is available from the British Library

ISBN 0-9548148-0-0

Book design & cover photographs by RM Johnson
Other photographs by the author with permission

Printed and bound in Great Britain